TOUJOURS DU TABAC !!!

Les formalités voulues par la loi ont été remplies.

Cet ouvrage ayant trait à deux choses importantes, *la santé publique* et *les droits de la vérité*, je suis prêt à répondre de ce que j'avance. Pour ce qui est de la santé, j'ai en ma faveur l'opinion de la médecine; pour ce qui concerne la vérité, j'ai l'appui d'une expérience de trois siècles.

TOUJOURS DU TABAC !!!

AVERTISSEMENT AUX FRANÇAIS,

ET A TOUS LES PEUPLES DE L'EUROPE,

SUR

LA FAUSSE INTERPRÉTATION

DONNÉE AUX OPINIONS

DES CÉLÈBRES AUTEURS

DU DICTIONNAIRE DES SCIENCES MÉDICALES ;

Qui, loin de blâmer l'usage du Tabac, déclarent que c'est un remède héroïque pour les maladies les plus redoutables, telles que la paralysie, l'apoplexie, la léthargie, le tétanos, les maux d'yeux, les douleurs violentes de tête, de dents, d'oreilles, les fluxions, les hernies étranglées, etc., etc.

Qui conseillent aux soldats et aux voyageurs l'usage du Tabac comme moyen de se préserver d'un grand nombre de maladies, tant internes qu'externes ; qui regardent le Tabac comme aidant à supporter la disette, la fatigue, les vicissitudes atmosphériques ; et propre à consoler dans le malheur, la douleur, la tristesse, etc.

Moyen de soulager les classes pauvres, en diminuant l'impôt sur le sel, sans diminuer les revenus du Trésor public.

PAR J. B. B.

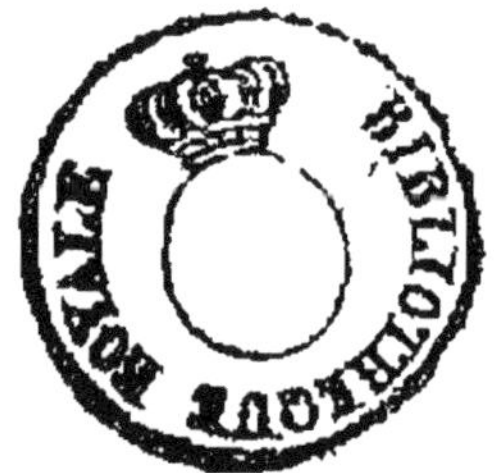

> Quoi qu'en dise Aristote. . . . .
> Le tabac est divin, il n'est rien qui l'égale.

A PARIS,

CHEZ LES MARCHANDS DE NOUVEAUTÉS.

IMPRIMERIE DE POUSSIN, RUE DE LA TABLETTERIE, N° 9.

FRANÇAIS!

Au moment où des placards affichés de tous côtés dans Paris troublent la sécurité des priseurs, qui ne savent à quoi attribuer ce terrible anathême : PLUS DE TABAC !!! je crois utile, dans l'intérêt de la vérité et des priseurs eux-mêmes, de publier la discussion dont je fus témoin il y a quelques jours.

En attendant l'audience de la cour royale, j'entrai au café du Palais, sur la place, prendre une bavaroise au lait, et je fus m'asseoir à côté d'un petit vieillard d'environ soixante ans. Ses cheveux, devenus rares, laissaient à découvert un grand front que les rides avaient légèrement sillonné; ses longs sourcils gris, ses yeux pleins de vivacité et de finesse, son nez aquilin, ses lèvres minces, donnaient à sa physionomie une expression spirituelle, et même un peu satirique. Il tenait une large tabatière à laquelle il avait recours fréquemment, tout en parcourant quelques journaux. Il fut bientôt accosté par un autre personnage enveloppé d'une ample redingote marron. Sa tête était couverte d'un faux toupet dont l'épaisseur lui écrasait singulièrement la figure. Je compris dans le cours de leur conversation que le premier était un *notaire* de la rue Mazarine, et l'autre un *huissier* près le tribunal de première instance, et qu'ils s'étaient donné rendez-vous pour traiter d'une affaire. Le notaire avait, tout en causant, plusieurs fois ouvert et présenté sa tabatière, par un mouvement plus machinal que réfléchi; quand, s'apercevant qu'elle était constamment repoussée, il s'écria : Vous ne prenez donc pas de tabac?

L'HUISSIER. Non, monsieur, je ne prise pas, et j'espère que vous même perdrez bientôt cette déplorable habitude.

LE NOTAIRE. Comment? que me dites-vous?

L'HUISS. Vous n'avez donc pas lu un petit opuscule charmant, très bien écrit, et encore mieux raisonné, par M. CLAMENT ZUNTZ?

Cette brochure déclare au tabac guerre à mort : plus de tabac ! mon ami, c'est un poison, un poison qui tue les chiens !

Le not. Allons, mon cher, ce n'est pas une raison, j'imagine, pour que je brise ma tabatière ; jamais, quand le tabac aurait tué tous les chiens de l'Europe, je ne consentirai à le trouver mauvais et à renoncer à ma tabatière; je renoncerais plutôt à ma femme. Cependant, si M. Clament-Zuntz est assez habile homme pour faire perdre le goût du tabac à un seul priseur de bon aloi, je consentirai moi-même à en jeûner pendant vingt-quatre heures...., si je le puis. Certes, ce ne serait pas une légère privation; vingt-quatre heures, passées sans ma tabatière, seraient pour moi vingt-quatre siècles. Ma prise m'est un besoin si violent, et, à la fois, un plaisir si doux, que je ne saurais le comparer plus justement qu'au bonheur d'un amant qui revoit, après une absence, la maîtresse qu'il adore. Oui, c'est cela même : deux amans sont en quelque sorte un seul être ; eh bien ! ma prise et moi, c'est la même chose; c'est tout un. Il est dans ma nature d'aimer à savourer ma prise de quart d'heure en quart d'heure, sans cela, je ne vivrais pas.

L'HUISS. Vous plaisantez, mon ami; mais lisez la brochure, je ne vous demande pas autre chose; elle vous prouvera bien mieux que moi..... Tenez, la voici; permettez..... *Tout change; la raison prend partout un ascendant salutaire; la marche de l'esprit humain, assurée, progressive, ressemble au cours majestueux du soleil, dont la lumière dissipe les ténèbres et les brouillards. Mais, si la répression des abus est indispensable et urgente, c'est surtout dans les choses d'un usage habituel*..... Vous entendez, mon ami, c'est M. Clament qui parle : le tabac est une *chose d'un usage habituel;* c'est un *abus*, il faut le réprimer; il faut changer, puisque *tout change;* et vous soumettre à *l'ascendant de la raison,* si vous ne voulez pas rester seul dans *les ténèbres et les brouillards*.

LE NOT. En vérité, je crois que vous y êtes plus enfoncé que moi (il prend une prise). En tout cas, ceci m'éclaircit la vue, voyez-vous, et je m'aperçois, en effet, que le début de votre homme est haut monté, et qu'il a l'air tout à fait prophétique.

L'HUISS. N'est-ce pas? Tenez, ceci est encore mieux : *Français, peuple éclairé, peuple grand, toi dont la volonté suffit pour opérer les plus belles améliorations, les plus heureux changemens! Toi, le modèle des peuples, qui sais t'élever au-dessus des préjugés et qui n'écoute que la raison, l'expérience et l'humanité, un nouveau genre de gloire se présente, et d'autant plus agréable, que les palmes de la victoire ne te coûteront ni larmes ni sang! Prononce cet arrêt honorable: Plus de tabac!*

LE NOT. Comment, *plus de tabac!* ceci, par exemple, est plaisant! Je suis bien persuadé, moi, que la France, qui prise le tabac comme moi, fera bien des changemens avant de changer ses habitudes. Changez donc, mon ami, l'habitude que ma femme a de prendre son café à la crême le matin. Non, non, cela ne se change pas comme une chemise, des habitudes, C'est peut-être, de ma part, un préjugé, comme vous dites; mais il m'importe peu, et, à tout prendre, il en est certainement de plus dangereux.

L'HUISS. Vous vous trompez; erreur, mon

cher : *Des écrivains profonds, des hommes judicieux qui se sont consacrés à l'étude de la nature, qui observent avec autant de pénétration que d'exactitude les effets des diverses substances sur le corps humain, ont dit que l'usage du tabac est dangereux à cause de sa trop grande activité, et de son action en quelque sorte corrosive. Ils l'ont étudié attentivement, et ont reconnu que* C'ÉTAIT *un des poisons les plus violens.*

LE NOT. A prendre à la lettre ce que vous venez de lire, le tabac, autrefois, aurait été un poison, et ne le serait plus; j'imagine pourtant que l'auteur veut dire que le tabac EST un poison; mais il a oublié d'ajouter que c'est seulement le suc qu'on en extrait par la distillation qui possède une qualité vireuse, et, sous ce rapport, le tabac partage une propriété commune à tous les végétaux. Ceux-ci contiennent plus ou moins d'acide carbonique qu'on peut extraire en le distillant, et qui est aussi un poison fort actif. Au résumé, quelque soit le suc distillé du tabac, le tabac lui-même est bon tel que la régie le fabrique En voici (il prend une prise) que j'ai acheté avant d'aller au bal du 11 avril; j'en ai distribué passablement, car on m'a vidé ma tabatière, et tout le monde l'a trouvé, comme moi, excellent; mais il est vrai de dire que je le prends toujours à la Civette.

L'huiss. C'est possible, je n'en disconviens pas; mais je vous lis ce que je vois écrit; je le crois, et je ne voudrais en goûter pour rien au monde; non pas que j'aie peur d'en mourir, comme les bêtes sur lesquelles on a fait des expériences : je ne crains pas cela; mais, puisque c'est un poison, je le répète, je ne voudrais pas en goûter; chacun sa manie.

Le not. Allons, mon ami, je ne prétends pas que vous preniez du tabac, si tel n'est pas votre goût; quoique vous prétendiez en quelque sorte que je ne doive pas en prendre, attendu que vous n'en prenez pas.....

L'huiss. Non, non, ce n'est pas cela : je veux vous prouver que le tabac est dangereux.

Le not. Permettez-moi de ne point partager votre opinion à cet égard. Voici ce que je pense du tabac : Je crois que si l'on n'en a pas pris de tous temps, c'est qu'il n'a été découvert, ou plutôt importé en Europe, qu'en 1560; nos pères, qui aimaient, comme nous, tout ce qui pouvait augmenter la somme de leurs jouissances; n'auraient pas manqué d'en faire usage s'ils l'eussent connu; la preuve, c'est la rapidité même avec laquelle il s'est répandu en Europe, dans toutes les classes de la société, chez tous les hommes, riches, pauvres, avocats, médecins, magistrats, militaires, et même chez les prêtres, qui, de tout leur pouvoir et de toute leur influence, se sont opposés aux progrès de sa propagation. Mais le tabac a tout subjugué, tout envahi · facultés, clergé, magistrature; les obstacles même qu'ont apportés à sa propagation Jacques Ier, roi d'Angleterre, et le pape Urbain VIII, aussi bien que ceux qu'il éprouva en Perse et en Turquie, n'ont servi qu'à constater la rapidité, et l'universalité même de sa conquête. Eh bien! comment une chose, qui a été assez puissante pour faire ainsi le tour du monde, en tout subjuguant par sa seule vertu, par son seul mérite, serait-elle à son tour vaincue par une brochure in-32?

L'HUISS. Mon ami, ne vous abusez pas; *il est prouvé aujourd'hui que la vogue du tabac en Europe n'est que le résultat d'un sentiment de curiosité qui s'attache naturellement à tout ce qui vient de loin.*

LE NOT. Je vous demande bien pardon, cela n'est nullement prouvé à mes yeux; si vous avancez une telle assertion, il faut au moins dire quelles preuves, quels témoignages vous avez à produire à l'appui d'un tel sujet. Mais si vous n'avez ni preuves, ni témoignages, vous me permettrez de croire que cette vogue a eu un tout autre principe. Au surplus, en supposant encore que la curiosité soit entrée pour quelque chose dans la vogue qu'a obtenue le tabac, vous conviendrez qu'il doit être pourvu de propriétés bien attrayantes pour avoir excité et entretenu, pendant des siècles, une curiosité si universelle. Je ne me doutais pas, pour mon compte, qu'un sentiment aussi léger, aussi futile, fût la base du goût prononcé que je me sens pour le tabac. Je pourrais vous citer trente de mes confrères qui ne peuvent pas plus s'en passer que vous de lunettes, mon cher ami. Au reste, voici une anecdote rapportée par un médecin célèbre, et qui vient justifier mon opinion. « Je me rappelle, dit-il, qu'il y a une vingtaine d'années, herborisant dans la forêt de Fontainebleau, je rencontrai un homme étendu par terre; je le croyais mort, lorsque, m'étant approché de lui, il me demanda d'une voix plaintive si j'avais du tabac, et, sur ma réponse négative, il retomba de suite presque sans connaissance. Cet état ne cessa que lorsque je lui eus amené un bûcheron qui lui en donna de suite plusieurs prises; et il nous raconta alors que, s'étant mis le matin en route, et croyant avoir sa tabatière, il s'était aperçu qu'elle lui manquait; qu'il avait marché tant qu'il avait pu, mais qu'enfin le besoin se faisant sentir, il lui avait été impossible d'aller plus loin; et il ajouta qu'il serait mort sans mon secours : conclusion exagérée, sans doute, mais qui prouve la privation extrême qu'il en ressentait. »

L'HUISS. Vous m'en direz tant, que je finirai par renoncer à mon projet, en désespoir de cause. Cependant il y a encore un moyen à vous proposer si vous ne pouvez absolument vous résoudre à divorcer avec la tabatière : *La nature a répandu sur la terre, avec profusion, des fleurs qui contiennent les parfums les plus balsamiques et les plus suaves; elle a pris soin en même temps de les enrichir de propriétés salutaires, et.....*

LE NOT. Tout cela est fort bon pour faire de la tisane, j'en conviens; mais pour tenir lieu de tabac, jamais, je vous le promets. *Le parfum des fleurs*, même *le plus balsamique*, même *le plus suave*, ne pourra jamais remplacer le tabac; car cette poudre divine, ainsi que la qualifie Sganarelle (1), plus savant, en cette matière, que vous et moi, n'est, selon vous, ni suave ni balsamique, puisque *c'est un poison des plus*

(1) Quoi qu'en dise Aristote . . . .
Le tabac est divin, il n'est rien qui l'égale;
. . . .
C'est dans la médecine UN REMÈDE NOUVEAU ;
Il PURGE, RÉJOUIT, CONFORTE le cerveau;
De toute noire humeur promptement le délivre;
Et qui vit sans tabac n'est pas digne de vivre.
Festin de Pierre.

violens. Délicieux poison, en vérité, qui m'a tant de fois soutenu dans mes veilles et même guéri de mes migraines !

L'huiss. Je vais invoquer le secours de la faculté elle-même, il faudra bien que vous vous rendiez à mes raisons, ou plutôt, à ses raisons ; c'est le *Dictionnaire des Sciences médicales* qui va parler, et, cette fois du moins, vous n'aurez rien à répondre : c'est ici le cas de le dire, il parle comme un livre. Écoutez, *rien ne prouve davantage la bizarrerie des choses humaines que l'histoire du tabac. Une herbe ignorée du monde entier, si ce n'est de quelques sauvages de l'Amérique, est apportée en Europe, et aussitôt elle change la face des moeurs, des habitudes de cette partie du globe, elle crée un besoin de première nécessité pour un grand nombre de ses habitans. Les gouvernemens, habiles à profiter de ce qui peut augmenter leurs ressources, asseoient, sur ce fragile végétal, leurs plus fermes revenus, et l'univers se trouve, pour ainsi dire, tributaire d'une herbe âcre, puante et sale !*

Le not. Oh ! oh ! voilà qui est fort ! Mais,

quoique j'aie beaucoup de vénération pour la faculté et de confiance dans ses œuvres, je ne puis m'empêcher de voir qu'il y a contradiction dans cet article. En effet, s'il est vrai que cette herbe soit aussi *âcre, puante et sale* que vous le dites, je ne comprends pas que la plus grande partie des habitans de l'Europe, à laquelle vous ne refuserez pas quelques lumières, car je n'excepte pas les facultés, se soit fait du tabac, ainsi qualifié, un *besoin de première nécessité*. Mon médecin en prend dix fois plus que moi, et souvent je l'entends dire, quand il savoure sa prise : « Dieu ! que *chéla* est bon ! (Il est Provençal.) Il ne faut pas croire que la plupart de la population de l'Europe soit si sotte que de s'amuser à renifler une herbe chèrement payée, qui serait, dites-vous, non seulement âcre, puante et sale, c'est peu de chose, mais, de plus, très activement vénéneuse. Si le tabac importé en Europe a été presque aussitôt répandu chez tous les peuples, dans toutes les classes, c'est, il fa[illegible] le croire, qu'il possède en lui quelque propriété qui cause et justifie cette vogue, qu'il vous plaît tout gratuitement de n'attribuer qu'à une vaine curiosité. Enfin, comme pour jeter encore plus de défaveur sur ce pauvre tabac, vous dites, toujours en empruntant les expressions de la faculté, que *les gouvernemens, habiles à profiter de ce qui peut augmenter leurs ressources, asseoient, sur ce fragile végétal, leurs plus fermes revenus*. Mon ami, je trouve, dans cette tirade, tout ce qu'il faut pour justifier à la fois et le tabac et les gouvernemens, bien que je ne me porte pas le champion de tous également. D'abord, si ceux-ci ont cru qu'ils pouvaient asseoir leurs plus fermes revenus sur ce fragile végétal, c'est que, mieux que vous, mon ami, ils ont compris l'usage du tabac et son importance; puis, s'il est vrai encore que ce végétal soit *dangereux*, s'il a été reconnu comme *un des poisons les plus violens*, et cependant comme un besoin de première nécessité, il sera vrai de dire aussi que les gouvernemens ne pouvaient pas choisir une matière sur laquelle l'impôt pût être frappé plus légitimement et plus avantageusement; car enfin les produits de cet impôt devaient être abondans, attendu la consommation considérable du tabac, devenu un besoin pour le plus grand nombre; et, si cette taxe apportait quelque obstacle à une branche d'industrie, c'était du moins, selon votre opinion, à une branche d'industrie plus nuisible qu'utile, dont le développement ne devait obtenir aucun encouragement, et qu'il importait, au contraire, d'anéantir peu à peu. A présent, je vais plus loin, et je dis que l'usage du tabac n'étant pas pour tout le monde une nécessité, un besoin aussi réel que le boire et le manger, les gouvernemens ont eu raison de choisir cette matière, de préférence à toute autre, pour l'imposer; car il faudrait, pour obtenir des produits aussi considérables que ceux du tabac, imposer telle autre matière beaucoup plus indispensable aux besoins de la vie commune. Ne croyez pas que je sois ou partisan du monopole, ou adulateur des gouvernemens; chacun prêche, dit-on, pour son saint; moi, j'ai la conviction que si l'exploitation du tabac était confiée à des entrepreneurs rivaux, on l'aurait beaucoup moins bon qu'avec la régie: chaque entrepreneur, pour augmenter sa clientelle, diminuerait les prix, et, pour n'y rien perdre, ferait entrer, dans sa composition, des plantes hétérogènes, dont le moindre inconvénient serait d'en altérer la qualité. Peu m'importe, mon ami, que le tabac soit fabriqué par le monopole ou par l'industrie, pourvu qu'il soit bon; voilà ce qui m'intéresse uniquement. Cependant je ne puis m'empêcher de vous en faire l'aveu, j'ai plus de confiance, par les raisons que je vous disais tout à l'heure, dans le monopole au profit du gouvernement, que dans la concurrence au profit d'un certain nombre. Le gouvernement en tire, à la vérité, un revenu considérable; mais, comme il ne peut pas marcher sans revenus, j'aime mieux qu'il le tire de cette source que de toute autre; car, infailliblement, si l'État venait à être dépouillé d'une telle ressource, il serait forcé de recourir à un expédient du même genre, mais plus fâcheux peut-être, c'est-à-dire de faire peser l'impôt sur un objet beaucoup moins propre à supporter une certaine élévation de prix. Enfin, s'il faut tout dire, je déplore cette manie qui semble s'emparer de tout le monde, de demander à l'Etat dépenses sur dépenses, et de lui refuser, en quelque sorte, les subsides qui lui sont dus; je trouve ces attaques singulièrement déplacées; il semble que le gouvernement soit en hostilité avec tout le monde, et *vice versâ*, tant on lui jette la pierre de tout côté. Les hommes en France me paraissent bien peu raisonnables! Ils lient bras et jambes à ceux qu'ils ont chargé de les gouverner, puis ils leur crient: marchez! marchez donc! plus vite! il faut courir aujourd'hui pour n'être pas dévancé par les circonstances. Mais, comme on ne peut ni marcher ni courir, à plus forte raison, quand on a pieds et poings liés, ils crient de nouveau à l'arbitraire, à l'incapacité, à la mauvaise volonté! Or, je vous le demande, mon cher ami, de quel côté voyez-vous l'arbitraire, l'incapacité, la mauvaise volonté?

L'huiss. En vérité, je dois en convenir, je ne vous croyais pas si fort diplomate; jamais je ne vous avais vu faire d'excursion dans le champ de la politique avec tant de feu ; si bien que, depuis long-temps, vous avez perdu de vue le sujet de notre discussion. Vous riez, mais ce que je vous dis est très vrai ; du chapitre des gouvernemens, en général, vous êtes entré tout doucement, et comme sans vous en douter, dans le gouvernement français; puis, sans vous en douter encore, vous vous êtes véhémentement courroucé de ce que tel ou tel parti, non content de lui rogner, par ci par là, quelque bout de revenu, croit devoir non seulement le pousser à la guerre, c'est-à-dire, à des dépenses sans mesure et sans terme, mais même lui demander des indemnités particulières en argent, pour se loger, s'entretenir, se nourrir, et se voiturer; plus, par-dessus tout cela, on trouve étonnant que l'Etat ait besoin de tant de millions ! Certes, je partage très volontiers votre courroux, mais enfin ce n'est pas de cela qu'il s'agit entre nous deux. Vous riez encore; il s'agit de savoir si le tabac est bon, ou ne l'est pas. Je vous cite des textes de la faculté qui prouvent clair comme le jour, pour moi du moins, qu'on a tort d'en user. *Le tabac en poudre n'est pas le résultat de la seule pulvérisation des feuilles; à cette poudre, on ajoute ordinairement du sel, de la chaux et des liquides propres à y opérer une sorte de fermentation, à lui donner du montant, du bouquet, de la couleur, etc.; c'est ce qu'on appelle la* SAUCE. Conviendrez-vous enfin qu'une sauce de ce genre n'a rien d'appétissant?

LE NOT. Et pourquoi en conviendrais-je? La sauce, dit-on, ne gâte rien; c'est aussi vrai en parlant de la fabrication du tabac qu'en parlant de la cuisine. Si telle est la sauce qui convient à ce végétal, pourquoi, de propos délibéré, et sans être convaincu, dois-je dire qu'elle est mauvaise, sachant surtout que mon nez, aussi bon connaisseur, dans l'espèce, que le *Dictionnaire de Médecine*, ne manquerait pas de me démentir à la première prise. *La seule pulvérisation des feuilles* ne donnerait qu'un résultat fort incomplet : il en est du tabac comme de beaucoup d'autres choses. Si l'on ne préparait pas les élémens de votre dîner, par exemple, si l'on n'assaisonnait pas la viande que vous devez manger, avec des ingrédiens qui, pris à part ou l'un après l'autre, peuvent être regardés comme malfaisans, croyez-vous que votre appétit en fût bien enchanté? Si je vous conseillais de manger la viande crue, ou si je vous disais : ne mangez pas cette fricassée de poulet, il y a dedans de la potasse, de la chaux, du soufre, vous penseriez avec raison que je suis devenu fou, et vous me répondriez probablement : peu m'importe qu'il y ait dedans de la potasse, de la chaux et du soufre, j'en mange depuis quarante ans sans en éprouver de mal, et, au surplus, je ne pourrais pas la manger sans cela, c'est un assaisonnement que l'usage des gastronomes a fait adopter, auquel je suis habitué, et que je ne changerai pas pource lui des Cosaques ou des Hurons.

L'huiss. Vous avez, ma foi, raison.

Le not. Telle est l'histoire du tabac. Prenez-en, séchez-le, pulvérisez-le, votre poudre ne sera pas supportable; il y manque la sauce.... Enfin, quand on analyse des substances, on reconnaît qu'elles sont composées de diverses parties intégrantes, telles que sels, silice, chaux, carbone, oxigène, etc. Qu'est-ce que cela prouve? Tout simplement qu'elles sont composées, et non autre chose. Qu'est-il donc étonnant que quelques-unes de ces bases ou d'autres du même genre se trouvent dans la comsition du tabac? Quand on veut blâmer, déprimer une production, on en trouve toujours le moyen; il suffit de présenter les choses sous un certain point de vue, de citer un texte en le défigurant : témoin, celui que vous venez de me lire. Il n'est certes pas entré dans la pensée de son auteur de prouver que l'usage du tabac fût pernicieux; quand même on n'aurait pas la faculté de consulter l'ouvrage et de s'en assurer, on pourrait s'en convaincre à la seule lecture. En effet, qui prétend que *le tabac en poudre* soit *la seule pulvérisation des feuilles?* L'auteur cite un fait et rien de plus. Il dit positivement : *Le tabac n'est pas le seul résultat de la pulvérisation des feuilles;* puis il continue : *A cette poudre, on ajoute du sel, de la chaux et des liquides propres à donner du montant, du bouquet, de la couleur, etc.* C'est encore une assertion pure et simple, qui prouve seulement que le sel, la chaux, etc., donnant effectivement le montant, le bouquet et la couleur, sont PROPRES à produire ces effets.

L'HUISS. En vérité, vous êtes logicien, je n'ai rien à répondre; je vois mes plus forts argumens se briser impuissans dans mes mains, au moment même où je crois qu'ils vont vous écraser. Au bout du compte, je n'ai pas conçu l'intention d'épouser la Faculté, ni la cause de M. Clament-Zuntz; tant pis pour eux s'ils n'ont pas la force de se défendre.

LE NOT. Prêtez-moi, je vous prie, cette brochure, je suis curieux de la parcourir; je crois qu'il ne me sera pas difficile de démontrer qu'elle renferme des contradictions palpables. Après avoir dit, p. 8, que le tabac *est un besoin de première nécessité*, l'auteur ajoute, page 12, dans une apostrophe touchante : *Vertueux ouvriers, ne sacrifiez pas plus long-temps, pour cette poudre corrosive, une partie du produit de votre pénible travail!* Et pourquoi donc, s'il vous plaît, l'ouvrier qui travaille péniblement ne devrait pas se permettre la modique jouissance d'une prise de tabac? Il l'achète avec le produit de son travail; il est libre de le faire ou de ne pas le faire; il ne doit consulter en cela que sa volonté. C'est pourquoi l'avis tout mielleux de M. Clament-Zuntz me paraît une véritable superfluité. Il est vrai que ce n'est pas le bien-être de l'ouvrier qui intéresse particulièrement ce bon monsieur; qu'il persuade seulement que le tabac est mauvais, qu'on peut très bien le remplacer par l'anti-tabac qu'il fabrique et vend lui-même, c'est tout ce qu'il demande. Ecoutez comme il vous amène à ce but : *si l'empire de l'habitude*, dit-il, *vous empêche d'y renoncer d'une manière absolue, contenez-le dans de justes bornes, et préférez une chose salutaire à une chose malfaisante. Si, pour charmer les ennuis de votre solitude, ou débarrasser votre cerveau engourdi, il vous faut priser ou fumer, prenez l'anti-tabac.* O intérêt privé, comme tu sais prendre des formes hypocrites!

Pendant douze pages, monsieur Clament-Zuntz parle de l'intérêt du peuple et du gouvernement, de celui des ouvriers, des pères de famille et des hommes opulens, étale avec profusion les grands mots raison, humanité, progrès, palmes, gloire, dont il compose le cortége de notre charte de juillet, qu'il appelle à son secours, pour aboutir, à quoi? à vous dire qu'il est temps de *laisser son tabac à la régie*, et qu'il vaut mieux prendre l'*anti-tabac*. Puis, comme on peut s'y attendre, un éloge pompeux et boursoufflé de ce nouveau produit et de ses propriétés. Ouvriers, pères de famille, hommes opulens, croyez-en maintenant M. Clament-Zuntz, le tabac est dangereux! Dangereux! ce n'est pas dire assez : *c'est un des poisons les plus violens!* et sachez que l'anti-tabac ne coûte qu'environ la moitié du prix de celui de la régie. Quel étonnement ne serait pas le vôtre, messieurs Vauquelin, Fourcroy, Morton, Macartney, Orfila, Murray, Lanzoni, Ramazzini, Morgagni, illustres savans dont la noble tâche fut de rechercher ce qui peut être nuisible ou utile à notre frêle humanité, en voyant vos pensées concourir à une œuvre aussi philantropique que la brochure publicative de l'anti-tabac! Vous avez déclaré que l'excès ou l'abus dans l'usage du tabac pouvait avoir des conséquences fâcheuses; je n'ai pas mission pour contester cette vérité, qui est un des articles de la loi universelle. Quel excès n'est pas dangereux? quel abus n'est pas nuisible? L'usage immodéré de la nourriture ou de la boisson, du repos ou de la fatigue, l'excès de la douleur ou celui de la joie, tous les excès, en un mot, sont également pernicieux, sous quelque forme qu'ils se présentent.

Fourcroy raconte que la petite-fille d'un marchand de tabac mourut dans des convulsions pour avoir couché dans un endroit où on avait râpé une grande quantité de tabac. Oui, sans doute, il rapporte ce fait, mais pour le citer seulement, mais pour faire connaître qu'il peut y avoir inconvénient à habiter dans un lieu renfermant une certaine quantité de tabac, et non pour en tirer les conséquences que M. Clament-Zuntz y rattache. Cela peut être utile et bon à savoir; non que j'admette que cette petite fille soit morte *pour avoir couché dans un endroit où on avait râpé une grande qnantité de tabac,* car il n'est nullement prouvé qu'elle fût exempte de toute indisposition; mais parce que, en supposant la vérité de ce fait, il démontrerait seulement qu'il ne faut pas plus, couchei avec une grande quantité de tabac, dans sa chambre, qu'avec une grande quantité de fruits ou de fleurs, qui sont pourtant aussi de bonnes et belles choses, même selon M. Clament-Zuntz, car je présume qu'il aime les uns, et dans sa brochure il prise fort les autres, qui entrent, dit-il, dans la composition de l'anti-tabac. Mais, en résumé, cela ne prouverait pas que tout homme, qui a une petite fille, ne doive pas acheter une livre ou une once de tabac, de peur que le bouquet ne la fasse mourir : une pareille conséquence serait tout à fait ridicule. Presque toutes les assertions de M. Clament-Zuntz peuvent être ainsi anéanties, en les repliant sur elles-mêmes : si *le docteur Hill a vu mourir de faim une personne qui ne pouvait avaler aucune nourriture à cause d'un polype qui lui bouchait l'estomac,* cela n'est point étonnant, point contestable ; mais qu'il attribue la formation de ce polype au tabac qu'elle prenait, c'est autre chose, et on peut contester cette opinion. Il faut, avant tout, poser nettement la question. Le docteur Hill fait une simple conjecture : car, si cette personne avait un polype, on ne peut pas, avec certitude, l'attribuer à l'usage du tabac, attendu que l'on a vu nombre de personnes atteintes de polypes, lesquelles n'en prenaient pas, et que tous les jours on voit un bien plus grand nombre d'individus qui font depuis long-temps usage du tabac sans être atteints de polypes. Mais, je vais plus loin : un médecin recommandable par sa science, et si l'on veut, par sa clientelle, a soutenu que cette personne, qui ne pouvait prendre de nourriture à cause d'un polype, pouvait bien être excitée à prendre du tabac par suite même de ce terrible mal. Ainsi donc, cette question se résoudrait encore à l'avantage du tabac. On peut, toutefois, assurer qu'il n'a pas ce caractère malfaisant; car, s'il était vrai que l'usage qu'on en fait pût produire de pareils phénomènes, assurément, en considérant le grand nombre des priseurs, celui des personnes atteintes de polypes serait infiniment plus multiplié qu'il ne l'est. Au surplus, si le tabac est corrosif, comme le dit M. Clament-Zuntz, d'où lui vient cette propriété opposée de provoquer des excroissances telles que les polypes? cela ne supporte pas un rapprochement. Je suis certain que la plupart des individus manipulateurs ou consommateurs de tabac apprendront, par cette brochure, qu'on lui attribue des qualités malfaisantes qu'ils étaient bien éloignés de lui supposer, et dont ils n'avaient jamais ouï parler.

Il est une considération que l'auteur de la brochure présente comme importante, et que je ne dois pas laisser sans réponse : c'est que *la renonciation* AU TABAC DE LA RÉGIE *aura les résultats les plus avantageux pour le peuple et même pour le gouvernement; le peuple aura des maladies de moins et de l'aisance de plus. Les milliers d'arpens de terrain qui sont employés à la culture du tabac le seront désormais à la culture du blé, produiront des milliers de sacs de grains, et opéreront une baisse sensible sur le prix du pain.*

Les résultats avantageux pour le peuple seraient incontestables, si le sol employé à la culture du tabac avait été distrait de celui qui est nécessaire pour assurer la subsistance annuelle du pays; mais, la récolte d'une année ordinaire seulement, suffit pour nourrir la France pendant trois ans au moins, il n'est donc pas exact d'annoncer que, si le terrain employé à la culture du tabac, l'était à celle du blé, le prix du pain en serait considérablement diminué; et si, dans un autre passage, M. Clament-Zuntz dit : *Je crois que le pain de quatre livres, première qualité, ne vaudrait, à Paris, que 40 à 45 centimes*, il aurait dû prendre la peine d'exprimer les motifs de sa croyance. Quant à moi, qui ne les comprends nullement, j'ai, à cet égard, une opinion toute différente, et en voici la raison : c'est qu'il n'y a pas la centième partie du sol arable, en France, employée à la culture du tabac. Toutefois, en admettant même cette centième partie, et en supposant qu'on la rendît à la culture des céréales, elle ne ferait assurément pas diminuer le prix du pain dans la proportion de six ou sept quinzièmes, c'est-à-dire, de près de moitié; rigoureusement, elle ne pourrait le faire diminuer que dans la proportion d'un centième, c'est-à-dire, de trois quarts de centime par pain de quatre livres, au prix courant. Voyez le bel avantage! Encore, faudrait-il, pour l'obtenir, que le commerce d'exportation n'enlevât pas cet excédant de blé produit à la place du tabac, ce qui arriverait pourtant infailliblement. D'un autre côté, la consommation en blé pourrait bien être augmentée par cela même, car, Ramazzini assure que le tabac, mâché ou fumé, ôte l'appétit, et qu'on peut faire beaucoup de chemin sans être pressé par la faim; il faut donc en conclure que les individus qui font usage du tabac mangeraient davantage s'ils en étaient privés. Ainsi s'évanouit la brillante promesse de M. Clament-Zuntz. Enfin, il assure que le peuple aurait des maladies de moins; je ne le crois nullement: je concevrais bien plutôt qu'il en eût quelques-unes de plus, puisque la principale vertu du tabac est d'exciter et de produire l'évacuation des humeurs muqueuses, et cérébrales.

Mais, tout cela ne renverse que la moitié de l'assertion dont il s'agit : je viens de démontrer que les avantages promis aux peuples sont purement chimériques, il me reste à prouver que le gouvernement ne saurait tirer aucun avantage de la suppression de la régie des tabacs; la raison en est toute simple : il percevrait trente ou quarante millions de moins, cela ne saurait être avantageux en aucune façon. L'auteur a si bien senti qu'il ne lui serait pas possible de prouver qu'un déficit de quarante millions est un avantage, qu'il a mieux aimé n'en rien dire. On voit que cette pensée n'est pas celle qui l'occupait le plus; la pensée qui l'occupait le plus, sa pensée favorite, la voici : persuader au public *qu'il doit* renoncer au tabac de la régie, qui, en dépit d'une expérience de plusieurs siècles, est proclamé poison; *qu'il doit* en échange acheter, user de l'anti-tabac, dont l'excellence n'est pas prouvée, à la vérité, mais est garantie par M. Clament-Zuntz. Telle est, en général, la conduite de ces hommes qui se déclarent les champions de l'intérêt public qu'ils desservent; il leur importe peu que cet intérêt public prospère, si peu qu'ils ne craignent pas de lui porter les plus rudes coups, pourvu seulement que leur intérêt privé s'en trouve bien *momentanément*. Je dis *momentanément* à dessein, pour montrer jusqu'à quel point l'on doit avoir confiance dans ces lumières, dans ce patriotisme qu'on étale avec faste, qu'on fait sonner bien haut, et qui consiste à se déclarer adversaire du gouvernement, quels que soient les hommes qui le dirigent, à attaquer la source de ses revenus *les plus fermes*, pour un avantage personnel modique, et même chimérique; comme si les brèches qu'on fait au crédit public n'étaient pas autant de blessures profondes faites à cet intérêt public, pour lequel on affiche tant de sollicitude, faites même à cet intérêt privé, si cher, qu'on n'hésiterait pas à lui sacrifier l'autre. Ces deux intérêts ne sauraient exister l'un sans l'autre, ou périr l'un sans l'autre, tant ils sont intimement liés. Donc, les coups portés à l'un sont répercutés par l'autre. Reconnaissons-le, de bonne foi, presque toujours, quand on produit sur la scène l'intérêt public, c'est pour lui prendre son manteau, afin d'en couvrir l'intérêt privé, personnel, qui n'ose paraître seul, qui serait honteux de se montrer nu.

Le but de M. Clament est-il sérieusement d'attaquer l'usage lui-même du tabac? Non, puisqu'il nous dit très naïvement : Venez à la maison, rue de la Jussienne, n. 9, et je vous en céderai du *meilleur* à un prix *moindre* que celui de la régie. Son but, c'est évidemment de remplacer l'usage du tabac de la régie par l'usage de l'anti-tabac, que *fabrique et vend* M. Clament-Zuntz *lui-même*. Usage pour usage, je crois que celui du premier est de beaucoup préférable à celui du second. Je ne parle ici que dans l'intérêt de la vérité et des priseurs. J'ai du goût pour le tabac, sans doute, mais j'en ai aussi pour l'économie, et si j'étais convaincu que M. Clament ait fait une heureuse découverte, je serais le premier à en prendre la défense, en cas d'attaque; mais je suis, au contraire, loin bien loin d'être convaincu qu'elle soit utile; et, de plus, je crois que des abus sans nombre, des abus très fâcheux peuvent s'introduire dans la fabrication de l'*anti-tabac*, tandis que la régie n'a aucun intérêt à vicier la sienne.

Voyons, en effet, de quoi se compose ce nouveau produit : 1° baies de genièvre, 2° romarin, 3° sauge, 4° rose, 5° muguet, 6° iris, 7° marjolaine, 8° thim, 9° lavande.

Voilà les neuf élémens constitutifs de l'anti-tabac; ce sont, au moins, les élémens avoués, et je ne crains pas d'avancer que si tous entraient dans sa composition, il ne reviendrait pas, à Paris, à un prix moindre que celui de la régie; mais j'avance encore que quand même il n'entrerait dans cette composition aucun autre ingrédient que ceux dont je viens de parler, on n'obtiendrait pas un résultat qui fût de nature à pouvoir remplacer le tabac, car il serait complètement inerte.

Je ne crois donc pas, d'après cet exposé, et surtout d'après ce que j'ai vu, qu'on doive ajouter une pleine confiance à cette préparation, qui ne repose sur aucune garantie satisfaisante pour les consommateurs, par la raison même que chacun peut être à son gré fabricant et débitant d'anti-tabac. On conçoit qu'il y a là un vaste champ ouvert aux innovations, aux modifications ou à la fraude. Voilà en quelque sorte un mode de fabrication; mais en voici un autre : Un prétendu fabricant d'anti-tabac fut découvert composant sa poudre avec des feuilles de betterave, des feuilles de noyer ou de châtaignier, qu'il faisait fermenter dans un baquet, jusqu'à ce qu'elles fussent putréfiées; après quoi, il les faisait sécher dans un grenier et les réduisait en poudre. Il neutralisait la puanteur excessive de cette poudre, lui donnait la propriété sternutatoire au moyen de verre pilé très fin et d'une saturation de chlore et d'ammoniaque, que les pharmaciens font payer, je crois, 4 fr. 10 sous la bouteille. Cette poudre, ainsi préparée, se vendait pour du tabac de première qualité; mais, bien entendu, à un prix inférieur à celui de la régie.

Eh bien! crédules priseurs (pour me servir de l'expression de M. Clament-Zuntz), *aurez-vous encore, après cela, le courage d'ouvrir votre tabatière? Vous n'avez plus l'illusion* du bon marché ou de la bonne qualité, *qui était la base de vos jouissances.*

Cependant si vous n'êtes pas encore bien convaincus de l'excellence d'une pareille exploitation, ou si vous la trouvez trop compliquée, voici une autre recette beaucoup plus simple : prenez *poussier de mottes* pour faire la base, *cendres* pour faire le poids, *noir de fumée* pour donner la couleur, mêlez bien le tout ensemble et vous aurez du tabac, ou plutôt de l'anti-tabac à vingt, trente ou quarante sous la livre. Cela paraît si peu croyable que j'ai besoin de donner l'assurance que ce n'est point un conte inventé à plaisir; *j'ai vu moi-même, de mes propres yeux vu, ce qui s'appelle vu*, chez M. Nigon de Berty, ci-devant directeur des contributions indirectes de Paris, des procès-verbaux revêtus de toutes les formalités requises, qui constatent l'authenticité et l'exactitude des faits que je viens d'avancer.

En général, voilà le secret des fabricans d'anti-tabac et de poudre sternutatoire, comme on en débite chez MM. Duchâtellier, Clament-Zuntz, etc. Des feuilles pourries ou torréfiées; des feuilles de betteraves, de noyer, de châtaignier, des fleurs de rose même, le tout délayé ou mélangé avec du vinaigre ou de l'acide muriatique, saturé d'ammoniac, et vendu sous de belles enveloppes pour du tabac de bonne qualité.

Or l'acide muriatique provoque la toux, cause des rhumes de cerveau et RESSERRE LA POITRINE. Voilà comme il faut se fier aux belles paroles! Quant à l'ammoniac, il suffit de dire, pour en faire connaître les propriétés, que c'est tout simplement *l'alcali volatil* du commerce. On n'ignore pas jusqu'à quel point il irrite le système nerveux, puisqu'on l'emploie pour rappeler à la vie les individus soit asphyxiés, soit atteints de léthargie, ou pour s'assurer s'il leur reste encore quelque principe de vie; son moindre effet est de provoquer les larmes en abondance, en attaquant les organes lacrymaux.

Eh bien! crédules priseurs, M. Clament a bien raison de vous appeler ainsi; voyez avec quel désintéressement, quelle philantropie il s'est occupé de votre bien-être, de votre santé, en vous engageant de toutes ses forces à laisser à la régie son tabac, qui est mauvais, et à faire usage de l'anti-tabac, qui possède de si heureuses propriétés!

Ces poudres, en général, se reconnaissent à la teinte jaunâtre qui domine la couleur, à de petites paillettes provenant des filamens qui forment les nervures des feuilles, et qui ne se pulvérisent pas aussi facilement que la partie membraneuse de ces mêmes feuilles. Elles ne sont pas de nature à conserver quelque fraîcheur; elles se dessèchent promptement : aussi ne les a-t-on fabriquée, jusqu'à présent, qu'en très petite quantité. Leur odeur ressemble beaucoup à celle du genièvre, à celle qu'exhalent certains marais où il y a des matières animales en putréfaction, ou à celle d'un fromage fort avancé, ou bien encore, car il faut le dire, à celle de la poudrette. Il suffit de comparer les productions dont je viens de parler avec celles des manufactures royales, pour désespérer du succès de ces messieurs.

Et cependant, c'est avec des textes de la Faculté de médecine, que M. Clament-Zuntz a entrepris de discréditer le tabac de la régie et d'accréditer le sien. Admirable exemple de l'abus qu'on peut faire des meilleures choses! Rien n'est plus facile que de corrompre un texte, en le présentant isolément, séparé de ce qui précède et de ce qui suit, pour lui faire signifier tout autre chose que ce que ses auteurs avaient eu en vue. Parce que des savans recommandables ont cru devoir rechercher les propriétés du tabac, s'ils ont signalé les inconvéniens qui peuvent résulter de l'abus et de l'excès qu'on en fait, s'ensuit-il qu'il faille le proscrire absolument? Non, mon cher ami.

C'est comme si l'on venait aujourd'hui essayer de proscrire le vin, les liqueurs fortes, le sucre, le café, le vinaigre, la viande même, parce qu'on peut en abuser. Car, en effet, les abus ou les excès qu'on peut faire de ces différentes substances, amènent le même résultat : des maladies graves, suivies quelquefois de la mort même. Cette assertion pouvant être confirmée par l'expérience de tous les jours, je ne m'étendrai pas plus sur ce sujet; mais j'ajouterai pourtant que les abus et les excès, dans l'usage du tabac, sont beaucoup plus difficiles, et, par cela même, beaucoup plus rares que dans une infinité d'autres choses. Assurément, si vous mettez dans votre bouche le tabac en poudre que vous ne devez mettre que dans votre nez, il n'est pas douteux qu'il produira quelqu'effet, puisqu'il en produit de très sensibles sur d'autres organes. Il exerce une action tellement énergique et puissante sur les fibres du cerveau, qu'il y opère naturellement un dégorgement considérable d'humeurs, à plus forte raison produira-t-il, pris dans du potage ou dans du vin, des évacuations alvines également abondantes. Enfin, le tabac en poudre, étant fait pour être prisé et non mangé, j'imagine que personne ne s'y trompe; le danger est donc tout à fait illusoire de ce côté. M. Clament-Zuntz peut se rassurer, le tabac a fait et fera mourir beaucoup moins de monde que le vin, le rhum, ou d'autres liqueurs, que ce bon monsieur ne pense pas à attaquer, parce qu'il ne vend pas d'*anti-vin* ni d'*anti-rhum*.

Cependant on insiste en disant : Le tabac contient *du sel, de la chaux*, etc. Quelle substance végétale, animale ou minérale ne contient pas quelque chose de semblable? Le sel lui-même contient de la soude et de la potasse, eh bien, tous les jours on en met dans votre nourriture; l'eau commune, dont l'usage est aussi répandu qu'indispensable, contient presque toujours en dissolution une certaine quantité de chaux. Je crois que si chacun connaissait bien l'analyse des diverses substances que nous employons à satisfaire nos besoins de première nécessité, tels que ceux de boire et de manger, bon nombre de personnes n'oseraient plus y toucher. Le vin, par exemple, la bière et le cidre, en fermentation, dégagent une grande quantité d'acide carbonique; or, l'acide carbonique est un poison bien autrement subtil que le tabac; cependant est-ce une raison pour ne plus boire ni vin, ni bière, ni cidre? Les œufs aussi, dont on fait un si grand usage dans nos cuisines, ont leur danger; ils dégagent un gaz sulfurique qui attaque l'argent, et qui est exactement le même que celui qu'exhalent des latrines; est-ce encore une raison pour s'interdire l'usage des œufs? Non, assurément. Il n'est pas une substance alimentaire, pas un légume, pas un fruit qui ne contienne quelque chose d'essentiellement nuisible à un degré plus ou moins éminent; mais ce n'est sans doute pas une raison pour adopter une diète perpétuelle, qui, du reste, aurait bien vite, à son tour, fait sentir ses inconvéniens inévitables.

Après avoir démontré que le tabac ne peut pas nuire à la santé, il me reste encore à faire connaître ses principales propriétés. J'emprunterai les termes mêmes du docteur Chamberet, qui, considérant le tabac sous le point de vue philosophique de son usage, comme moyen de distraction et d'oubli, fait les réflexions judicieuses qui suivent : « L'homme, en vertu de son organisation, a sans cesse besoin de sentir; presque toujours il est malheureux, soit par les fléaux que la nature lui envoie, soit par les tristes résultats de ses passions aveugles, de ses erreurs, de ses préjugés, de son ignorance. Le tabac, exerçant sur nos organes une impression vive et forte, susceptible d'être renouvelée fréquemment, on s'est livré avec d'autant plus d'ardeur à l'usage d'un semblable stimulant, qu'on y a trouvé à la fois le moyen de sentir, qui caractérise la nature humaine, et celui de distraire momentanément des sensations pénibles ou douloureuses qui assiégent sans cesse notre espèce, que le tabac aide ainsi à supporter l'accablant fardeau de la vie. Avec le tabac, le sauvage endure plus conrageusement la faim, la soif et toutes les vicissitudes atmosphériques; l'esclave endure plus patiemment la servitude, la misère. Parmi les hommes qui se disent civilisés, son recours est souvent invoqué contre l'ennui, la tristesse; il soulage quelquefois momentanément les tourmens de l'ambition déçue de ses espérances, et concourt à consoler, dans certains cas, les malheureuses victimes de l'injustice. »

M. Villis RECOMMANDE l'usage du tabac dans les armées, comme pouvant suppléer à la disette des vivres; « outre, dit-il, que C'EST UN FORT BON REMÈDE POUR PRÉSERVER LE SOLDAT DE SES MALADIES, TANT INTERNES QU'EXTERNES. »

Considéré sous le point de vue médical, le tabac n'est pas moins précieux. Voici comment s'exprime à ce sujet le Dictionnaire des Sciences médicales; c'est la source même où M. Clament-Zuntz a été puiser ses argumens. « Le tabac, manié habilement, peut rendre les services les plus signalés; c'est un de ces poisons qui deviennent des médicamens héroïques entre des mains capables. »

Il est dit dans un autre passage : « Le tabac résout, ou diminue du moins, les céphalalgies, des douleurs dentaires, des maux d'oreilles, l'enchifrènement, des fluxions, etc., qu'on suppose produits par l'accumulation de l'humeur muqueuse.

« On s'en sert dans l'asphyxie des noyés, depuis que Pia a mis ce moyen *en vogue*. On a usé de la fumée de tabac, poussée dans le rectum, pour détruire les constipations opiniâtres, la paraplégie. Merteus conseillait la fumée de tabac dans la passion iliaque; Schaëffer, de Haën, dans la hernie étranglée. On l'a aussi indiqué comme propre à tuer les vers dans le canal intestinal. On se sert de la décoction de tabac dans la paralysie, l'hémiplégie, l'apoplexie, la léthargie, etc.

« Les feuilles de tabac entrent dans la confection de *l'eau vulnéraire*, dans le *baume tranquille*, dans l'*onguent de nicotiane* de Joubert, dans le *mondificatif d'ache*, dans l'*onguent splénique* de Bauderon, et le suc de la plante fait partie de l'*emplâtre Opodeltoch*.

« La dose du tabac en poudre administrée à l'intérieur, ne doit pas dépasser quelques grains, surtout avec les personnes qui ne sont pas familiarisées avec son usage habituel. On ne doit guère aller au-delà d'un ou deux grains en pilules et en poudre; on en donnera de douze à vingt grains, au plus, en décoction ou en infusion; on doublera la dose, on la triplera même, si c'est par le rectum qu'on applique la médication de ce moyen. Ces doses peuvent subir des modifications suivant les sujets, et surtout suivant les maladies où on les administre, comme dans l'apoplexie, la paralysie, la manie, etc., où elles peuvent de beaucoup être augmentée sans inconvénient. »

Il y a dans ce livre nombre de passages semblables, qui prouvent l'utilité incontestable du tabac; et s'il est instamment recommandé de ne pas en abuser, cela prouve d'autant mieux son action efficace.

« Le docteur Anderson a récemment publié, dans les journaux anglais, quelques observations qui semblent prouver *l'utilité du tabac dans une maladie fort redoutable*, LE TÉTANOS TRAUMATIQUE. Il dit avoir réussi chez deux femmes attaquées de cette maladie.

« On a vu des ophthalmies chroniques, disparaître, des douleurs violentes de tête céder à l'emploi du tabac prisé. On conçoit que toutes les fois que l'usage des médicamens sternutatoires paraît indiqué, on doit recourir d'abord au tabac, comme étant et le plus commun et celui dont l'effet est le plus certain. Il en est de même du tabac fumé, il peut être avantageux aux individus d'une constitution lymphatique, à ceux qui habitent dans une atmosphère lourde et humide, mais il est contraire aux tempéramens irritables. » *Dict de Méd.*

Je viens de vous développer mon opinion tout entière à l'égard du tabac; la rapidité même avec laquelle cette plante a envahi les champs de l'Europe et de l'Asie m'a semblé une circonstance tellement extraordinaire, que j'ai eu à cœur de me procurer quelques notions sur son histoire. Elle fut introduite en France sous le règne de Henri IV par Jean Nicot, ambassadeur de Portugal, qui en offrit un paquet à la reine; d'où le tabac fut d'abord appelé *poudre à la reine*. Je n'ai pu vous citer qu'un échantillon, pour ainsi dire, de ce que les savans et surtout les médecins ont pensé et écrit sur ce sujet; plus de soixante auteurs s'en sont occupés dans le but également louable de découvrir et de publier les avantages et en même temps les inconvéniens qui résultent de son usage ou de son abus.

Les deux interlocuteurs en étaient à ce point, lorsque je fus obligé de les quitter pour me rendre à l'audience.

Eh bien! *lecteurs impartiaux, si vous avez lu attentivement* le récit des avantages que le tabac procure à l'espèce humaine, *vous devez avoir la conviction qu'il n'est* pas *urgent d'y renoncer*. Cette urgence serait, en effet, bien tardive; depuis près de trois siècles que l'usage en est répandu en Europe, combien n'aurait-on pas déjà compté d'empoisonnemens par le tabac? Et cependant c'est aujourd'hui la première fois qu'on publie que ce végétal est un poison, même des plus violens.

De ce qui précède, il résulte évidemment:

1° Que le tabac n'est point une plante vénéneuse; que son utilité est, au contraire, incontestable dans les armées, dans les climats humides, et dans un grand nombre de maladies fort graves;

2° Qu'il ne saurait être remplacé efficacement par l'anti-tabac;

3° Que la renonciation au tabac serait plus propre à causer une augmentation qu'une diminution dans le prix du pain, attendu que de savans praticiens affirment que l'usage du tabac tempère l'appétit; qu'avec le tabac on supporte plus aisément et plus long-temps la disette : ce qui prouve qu'il est nourrissant;

4° Que, si l'on supprimait le privilége dont jouit la régie, et qui lui assure la vente exclusive des tabacs, il faudrait, de toute nécessité, le remplacer par un autre privilége ou par un impôt, ce qui serait un expédient mille fois plus incommode et plus impolitique.

DERNIÈRES CONSIDÉRATIONS.

Si le monopole des tabacs appartient au gouvernement, c'est à bon titre, car ce sont les chambres qui le lui ont accordé, et il ne serait ni généreux, ni légal de la part de celui-là, de le supprimer sans la participation de celles-ci. L'attaque de M. Clament-Zuntz n'est donc ni *noble* ni *équitable*, puisque, dans cette circonstance, le gouvernement n'est que l'exécuteur d'une décision prise par les grands pouvoirs de l'Etat.

Si j'avais l'honneur d'écrire pour les ministres, je leur conseillerais, non d'abolir le monopole du tabac, qui est d'une nature particulière, et qui ne ressemble en rien à celui des routes, par exemple, mais bien de diminuer l'impôt sur le sel, chose qui tient essentiellement et nécessairement aux besoins de première nécessité, et qui est, en quelque sorte, l'unique assaisonnement de la nourriture des malheureux. Cette diminution soulagerait efficacement les classes pauvres, peut-être même sans que les revenus du trésor s'en trouvassent attérés. Dans tous les cas, le vide causé par cette diminution pourrait facilement être couvert par une légère augmentation des droits, à la douane, sur le thé et le café; cette taxe, du moins, serait supportée par les classes les plus aisées de la société, et elle n'occasionerait presque aucuns frais de perception.

Si tels sont les objets de luxe que M. Clament-Zuntz a voulu signaler comme imposables, je suis heureux de ce que, sur ce point, mon opinion se rencontre avec la sienne, le thé et le café me paraissant, bien plus que le tabac, être des objets de luxe. On ne pourrait pas dire du moins que l'impôt entraverait une branche d'industrie nationale.

Je m'étais proposé de rétablir des faits en disant la vérité; je l'ai dite; mais, comme la vérité n'est pas toujours ce qui plaît le plus aux hommes, je ne me flatte pas de voir ce petit écrit accueilli par tout le monde. Je sais jusqu'à quel point on est disposé à écouter ceux qui, arrivant les premiers, savent se donner l'apparence de travailler dans l'intérêt de tous, et combien peu l'on aime à entendre les paroles de quiconque ne flatte point les passions politiques ou particulières, mais j'ai la conviction d'avoir parlé dans l'intérêt de la vérité et des priseurs; cela me suffit.

FIN.

www.ingramcontent.com/pod-product-compliance
Ingram Content Group UK Ltd.
Pitfield, Milton Keynes, MK11 3LW, UK
UKHW021134230726
13926UKWH00002B/788

9 782016 142783